Recettes Cétogènes Pour Le Chaffle 2021

Recettes À Faible Teneur En Glucides Faciles À Réaliser : Des Gaufres Parfaites Pour Votre Mode De Vie Cétogène

Jennifer Hudson
Geraldine Fournier

Tableau du contenu

Recettes

Chaffles de fonte de chocolat

Temps de préparation: 15 minutes Temps de cuisson: 36 minutes Portions: 4

ingrédients

Pour les paillettes:

- 2 oeufs, battus

- 1/4 tasse de gruyère finement râpé

- 2 c. à soupe de crème épaisse

- 1 c. à soupe de farine de noix de coco

- 2 c. à soupe de fromage à la crème, ramolli

- 3 c. à soupe de cacao en poudre non sucrée

- 2 c. à thé d'extrait de vanille

- Une pincée de sel

  Pour la sauce au chocolat :

- 1/3 tasse + 1 c. à soupe de crème épaisse

- 1 1/2 oz de chocolat au four non sucré, haché

- 1 1/2 c. à thé de sirop d'érable sans sucre

- 1 1/2 c. à thé d'extrait de vanille

Itinéraire: *Pour les paillettes:*

1. Préchauffer le fer à gaufres.

2. Dans un bol moyen, mélanger tous les ingrédients pour les paillettes.

3. Ouvrir le fer et ajouter un quart du mélange. Fermer et cuire jusqu'à ce qu'ils soient croustillants, 7 minutes.

4. Transférer l'ivraie dans une assiette et en faire 3 de plus avec le reste de la pâte.

5. Pour la sauce au chocolat :

6. Verser la crème lourde dans une casserole et laisser mijoter à feu doux, 3 minutes.

7. Éteindre le feu et ajouter le chocolat. Laisser fondre quelques minutes et remuer jusqu'à ce qu'ils soient complètement fondus, 5 minutes.

8. Incorporer le sirop d'érable et l'extrait de vanille.

9. Assembler les paillettes en couches avec la sauce au

chocolat prise en sandwich entre **chaque couche.**

10. Trancher et servir immédiatement.

Nutrition: **Calories 172 Graisses 13.57g Glucides 6.65g Glucides Nets 3.65g Protéines 5.76g**

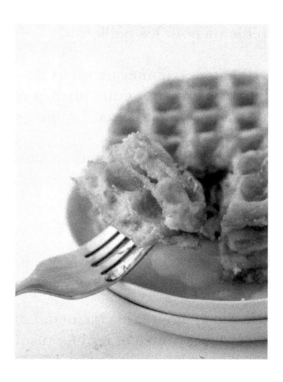

Bols à gâteau court aux fraises Chaffle

Temps de préparation: 10 minutes Temps de cuisson: 28 minutes Portions: 4

Ingrédients:

- 1 œuf, battu

- 1/2 tasse de fromage mozzarella finement râpé

- 1 c. à soupe de farine d'amande

- 1/4 c. à thé de poudre à pâte

- 2 gouttes d'extrait de pâte à gâteau

- 1 tasse de fromage à la crème, ramolli

- 1 tasse de fraises fraîches, tranchées

- 1 c. à soupe de sirop d'érable sans sucre

Itinéraire:

1. Préchauffer un bol à gaufres et graisser légèrement avec un vaporisateur de cuisson.

2. Pendant ce temps, dans un bol moyen, fouetter tous les ingrédients sauf le fromage à la crème et les fraises.

3. Ouvrir le fer, verser la moitié du mélange, couvrir et cuire jusqu'à consistance croustillante, de 6 à 7 minutes.

4. Retirer le bol d'ivraie   sur une assiette et réserver.

5. Faire un deuxième bol à paillettes avec le reste de la pâte.

6. Pour servir, répartir le fromage à la crème dans les bols à paillettes et garnir de fraises.

7. Arroser la garniture de sirop d'érable et servir.

Nutrition: Calories 235 Lipides 20,62 g glucides 5,9 g Glucides nets 5 g Protéines 7,51 g

Chaffles à la glace Keto

Temps de préparation: 10 minutes Temps de cuisson: 14 minutes

Portions: 2

ingrédients:

- ☐ 1 œuf, battu

- ☐ 1/2 tasse de fromage mozzarella finement râpé

- ☐ 1/4 tasse de farine d'amande

- ☐ 2 c. à soupe de sucre de confiseur

- ☐ 1/8 c. à thé de gomme xanthane

- ☐ Crème glacée à faible teneur en glucides (saveur de votre choix) pour servir

Itinéraire:

1. Préchauffer le fer à gaufres.

2. Dans un bol moyen, mélanger tous les ingrédients sauf la crème glacée.

3. Ouvrir le fer et ajouter la moitié du mélange. Fermer et cuire jusqu'à ce qu'ils soient croustillants, 7 minutes.

4. Transférer l'ivraie dans une assiette et en faire une deuxième avec le reste de la pâte.

5. Sur chaque paille, ajouterune boule de crème glacée à faible teneur en glucides, plier en demi-lunes et profiter.

Nutrition: Calories 89 Graisses 6.48g Glucides 1.67g Glucides nets 1.37g Protéines 5.91g

Chaffles de myrtille

Temps de préparation: 10 minutes Temps de cuisson: 28 minutes Portions: 4

Ingrédients:

- 1 œuf, battu

- 1/2 tasse de fromage mozzarella finement râpé

- 1 c. à soupe de fromage à la crème, ramolli

- 1 c. à soupe de sirop d'érable sans sucre + extra pour la garniture

- 1/2 tasse de bleuets

- 1/4 c. à thé d'extrait de vanille

Itinéraire:

1. Préchauffer le fer à gaufres.

2. Dans un bol moyen, mélanger tous les ingrédients.

3. Ouvrir le fer, graisser légèrement avec un vaporisateur de cuisson et verser un quart du mélange.

4. Fermer le fer et cuire jusqu'à ce qu'il soit doré et croustillant, 7 minutes.

5. Retirer l'ivraie sur une assiette et réserver.

6. Faire le reste des paillettes avec le reste du mélange.

7. Arroser les paillettes de sirop d'érable et servir par la suite.

Nutrition: Calories 137 Lipides 9,07 g Glucides 4,02 g Glucides nets 3,42 g Protéines 9,59 g

Gâteau de paille de carotte

Temps de préparation: 15 minutes Temps de
cuisson: 24 minutes Portions: 6

Ingrédients:

- ☐ 1 œuf, battu

- ☐ 2 cuillères à soupe de beurre fondu

- ☐ 1/2 tasse de carotte, râpée

- ☐ 3/4 tasse de farine d'amande

- ☐ 1 cuillère à café de levure chimique

- ☐ 2 cuillères à soupe de crème à fouetter lourde

- ☐ 2 cuillères à soupe d'édulcorant

- ☐ 1 cuillère à soupe de noix, hachées

- ☐ 1 cuillère à café d'épices à citrouille
- ☐ 2 cuillères à café de cannelle

Itinéraire:

1. Préchauffez votre gaufrier.

2. Dans un grand bol, mélanger tous les ingrédients.

3. Verser une partie du mélange dans la gaufrier.

4. Fermer et cuire pendant 4 minutes.

5. Répétez les étapes jusqu'à ce que toute la pâte restante ait été utilisée.

Nutrition: Calories 294 Lipides totaux 26,7 g Gras saturés 12 g cholestérol 133 mg sodium 144 mg potassium 421 mg Glucides totaux 11,6 g Fibres alimentaires 4,5 g Protéines 6,8 g Sucres totaux 1,7 g

Pailles au sirop de framboise

Temps de préparation: 10 minutes Temps de cuisson: 38 minutes Portions: 4

Ingrédients:

Pour les paillettes:

- ☐ 1 œuf, battu

- ☐ 1/2 tasse de fromage cheddar finement râpé

- ☐ 1 c. à thé de farine d'amande

- ☐ 1 c. à thé de crème sure

Pour le sirop de framboise :

- ☐ 1 tasse de framboises fraîches

- ☐ 1/4 tasse de sucre d'embardée

- ☐ 1/4 tasse d'eau

- ☐ 1 c. à thé d'extrait de vanille

Itinéraire:

Pour les paillettes:

1. Préchauffer le fer à gaufres.

2. Pendant ce temps, dans un bol moyen,
   mélanger l'œuf, le fromage cheddar, la
   farine d'amande et la crème sure.

3. Ouvrir le fer, verser la moitié du
   mélange, couvrir et cuire jusqu'à
   consistance croustillante, 7 minutes.

4. Retirer l'ivraie sur une assiette et en
   faire une autre avec le reste de la pâte.

Pour le sirop de framboise :

1. Pendant ce temps, ajouter les framboises,
   faire dévier le sucre, l'eau et l'extrait de
   vanille dans une casserole moyenne.
   Laisser cuire à feu doux jusqu'à ce que les
   framboises ramollissent et que le sucre
   devienne sirupeuse. Remuer de temps en
   temps tout en écraser les framboises que
   vous allez. Éteignez le feu lorsque la
   consistance désirée est atteinte et mettez-
   la de côté pour refroidir.

2. Arroser un peu de sirop sur les
   paillettes et profiter quand il est prêt.

Nutrition: Calories 105 Lipides 7,11 g Glucides
4,31 g Glucides nets 2,21 g Protéines 5,83 g

Chaffles du mercredi

Portion: 24

Temps de préparation: 10 minutes Temps de cuisson: 55 minutes

ingrédients

- spray de cuisson

- 8 oeufs, battus

- 7 tasses d'eau

- 1 tasse d'huile de canola

- 1 tasse de compote de pommes non sucrée

- 4 cuillères à café d'extrait de vanille

- 4 tasses de farine pâtissière de blé entier

- 2 tasses de lait sec en poudre

- 1/2 tasse de fromage mozzarella, râpé

- 2 tasses de farine de graines de lin

- 1 tasse de germe de blé

- 1 tasse de farine tout usage

- 1/4 tasse de poudre à pâte

- 4 cuillères à café de poudre à pâte

- 1/4 tasse de sucre blanc
- 1 cuillère à soupe de cannelle moulue

- 1 cuillère à café de sel

direction

1. Vaporiser un gaufrier avec un spray de cuisson et préchauffer selon les instructions du fabricant.

2. Battre les œufs, l'eau, l'huile de canola, la compote de pommes et l'extrait de vanille dans un grand bol bien mélangé. Ajouter le fromage mozzarella et bien mélanger.

3. Fouetter la farine de pâte de blé entier, la poudre de lait sec, la farine de graines de lin, le germe de blé, la farine tout usage, 1/4 tasse plus 4 cuillères à café de poudre à pâte, le sucre, la cannelle et le sel dans un grand bol séparé jusqu'à ce qu'ils soient bien combinés. Mélanger les ingrédients secs en ingrédients humides 1 tasse à la fois pour faire une pâte lisse.

4. Ladle 1/2 tasse de pâte, ou quantité recommandée par le fabricant, en fer gaufre préchauffé; fermer le couvercle et cuire la gaufre jusqu'à ce qu'elle soit croustillante et dorée, de 3 à 5 minutes. Répéter l'année avec le reste de la pâte.

Nutrition:

Calories: 313 calories Lipides totaux: 15,9 g Cholestérol: 64 mg Sodium: 506 mg Glucides totaux: 33,4 g Protéines: 11,8 g

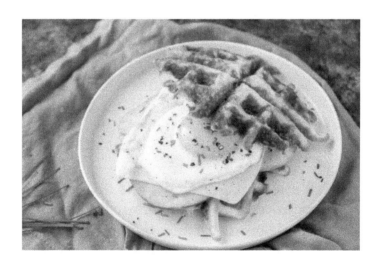

Keto Belgian Sugar Chaffles

Temps de préparation: 10 minutes Temps de
cuisson: 24 minutes Portions: 4

Ingrédients:

- ☐ 1 œuf, battu

- ☐ 2 c. à soupe de cassonade dévier

- ☐ 1/2 c. à soupe de beurre fondu

- ☐ 1 c. à thé d'extrait de vanille

- ☐ 1 tasse de parmesan finement râpé

Itinéraire:

1. Préchauffer le fer à gaufres.

2. Mélanger tous les ingrédients dans un bol moyen.

3. Ouvrir le fer et verser un quart du mélange. Fermer et cuire jusqu'à ce qu'ils soient croustillants, 6 minutes.

4. Retirer l'ivraie sur une assiette et en faire 3 de plus avec le reste des ingrédients.

5. Couper chaque paille en quartiers, assietter, laisser refroidir et servir.

Nutrition: Calories 136 Lipides 9,45 g Glucides 3,69 g Glucides nets 3,69 g Protéines 8,5 g

Pailles de pacanes de blé entier

Portion: 8

Temps de préparation: 10 minutes Temps de cuisson: 20 minutes

ingrédients

- ☐ 2 tasses de farine pâtissière de blé entier

- ☐ 2 cuillères à soupe de sucre

- ☐ 3 cuillères à café de poudre à pâte

- ☐ 1/2 cuillère à café de sel

- ☐ 1/2 tasse de fromage mozzarella, râpé
- ☐ 2 gros oeufs, séparés

- ☐ 1-3/4 tasse de lait sans gras

- ☐ 1/4 tasse d'huile de canola

- ☐ 1/2 tasse de pacanes hachées

direction

1. Préchauffer la gaufrier. Fouetter ensemble
    les quatre premiers ingrédients. Dans un
    autre bol, fouetter ensemble les jaunes
    d'œufs, le lait et l'huile; ajouter au
    mélange de farine, en remuant jusqu'à ce
    qu'ils soient humidifiés. Dans un bol
    propre, battre les blancs d'œufs à vitesse
    moyenne jusqu'à ce qu'ils soient raides
    mais non secs. Ajouter le fromage
    mozzarella et bien mélanger.

2. Incorporer à la pâte. Cuire les pailles
    selon les directives du fabricant jusqu'à ce
    qu'elles soient dorées, en saupoudrant la
    pâte de pacanes après avoir coulé. Option
    de congélation : Refroidir les paillettes sur
    les grilles. Congeler entre les couches de
    papier ciré dans un sac de congélation en
    plastique réséalable. Réchauffer les
    paillettes dans un grille-pain ou un grille-
    pain à réglage moyen.

Nutrition: Calories: 241 calories Lipides totaux:
14g Cholestérol: 48mg Sodium: 338mg Glucides
totaux: 24g Protéines: 7g Fibres: 3g

Bèfré de beurre de Nutter Chaffles

Temps de préparation: 15 minutes Temps de cuisson: 14 minutes Portions: 2

Ingrédients:

Pour les paillettes:

- 2 c. à soupe de beurre d'arachide sans sucre en poudre

- 2 c. à soupe de sirop d'érable (sans sucre)

- 1 œuf, battu

- 1/4 tasse de fromage mozzarella finement râpé

- 1/4 c. à thé de poudre à pâte

- 1/4 c. à thé de beurre d'amande

- 1/4 c. à thé d'extrait de beurre d'arachide

- 1 c. à soupe de fromage à la crème ramolli

Pour le glaçage :

- 1/2 tasse de farine d'amande

- 1 tasse de beurre d'arachide

- 3 c. à soupe de lait d'amande

- 1/2 c. à thé d'extrait de vanille

- 1/2 tasse de sirop d'érable (sans sucre)

Itinéraire:

6. Préchauffer le fer à gaufres.

7. Pendant ce temps, dans un bol, mélanger tous les ingrédients jusqu'à consistance lisse.

8. Ouvrir le fer et verser la moitié du mélange.

9. Fermer le fer et cuire jusqu'à consistance croustillante, de 6 à 7 minutes.

10. Retirer l'ivraie   sur une assiette et réserver.

11. Faire une deuxième paille avec le reste de la pâte.

12. Pendant que les paillettes refroidissent, faire le glaçage.

13. Verser la farine d'amande dans une casserole moyenne et faire sauter à feu moyen jusqu'à ce qu'elle soit dorée.

14. Transférer la farine d'amande dans un mélangeur et garnir du reste des ingrédients glaçage. Traiter jusqu'à consistance lisse.

15. 1Spread le glaçage sur les paillettes et servir après.

Nutrition: Calories 239 Lipides 15,48 g Glucides 17,42 g Glucides nets 15,92 g Protéines 7,52 g

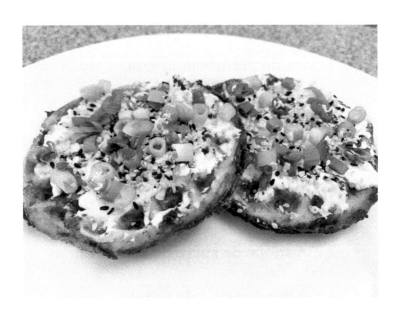

Chaffle Cannoli

Temps de préparation: 15 minutes Temps de cuisson: 28 minutes Portions: 4

Ingrédients:

Pour les paillettes:

- 1 gros œuf

- 1 jaune d'œuf

- 3 c. à soupe de beurre fondu

- 1 c. à soupe de confiseur swerve

- 1 tasse de parmesan finement râpé

- 2 c. à soupe de râpé finement Mozzarella

Pour le remplissage de cannoli :

- 1/2 tasse de fromage ricotta

- 2 c. à soupe de sucre de confiseur

- 1 c. à thé d'extrait de vanille

- 2 c. à soupe de pépites de chocolat non sucrées pour la garniture

Itinéraire:

2. Préchauffer le fer à gaufres.

3. Pendant ce temps, dans un bol moyen, mélanger tous les ingrédients pour les paillettes.

4. Ouvrir le fer, verser un quart du mélange, couvrir et cuire jusqu'à consistance croustillante, 7 minutes.

5. Retirer l'ivraie sur une assiette et en faire 3 de plus avec le reste de la pâte.

6. Pendant ce temps, pour le remplissage de cannoli:

7. Battre le fromage ricotta et faire dévier le sucre du confiseur jusqu'à consistance lisse. Incorporer la vanille.

8. Sur chaque paille, étendreune partie de la garniture et envelopper.

9. Garnir les extrémités crémeuses de pépites de chocolat.

10. Servir immédiatement.

Nutrition: Calories 308 Lipides 25,05 g Glucides 5,17 g Glucides nets 5,17 g Protéines 15,18 g

Brie et Blackberry Chaffles

Temps de préparation: 15 minutes Temps de cuisson: 36 minutes Portions: 4

Ingrédients:

Pour les paillettes:

- 2 oeufs, battus

- 1 tasse de fromage mozzarella finement râpé

Pour la garniture :

- 1 1/2 tasse de mûres

- 1 citron, 1 c. à thé de zeste et 2 c. à soupe de jus

- 1 c. à soupe d'érythritol

- 4 tranches de brie

Itinéraire:

Pour les paillettes:

1. Préchauffer le fer à gaufres.

2. Pendant ce temps, dans un bol moyen, mélanger les œufs et le fromage mozzarella.

3. Ouvrir le fer, verser un quart du mélange, couvrir et cuire jusqu'à consistance croustillante, 7 minutes.

4. Retirer l'ivraie sur une assiette et en faire 3 de plus avec le reste de la pâte.

5. Assietter et réserver.

Pour la garniture :

1. Préchauffer le four à 350 F et tapisser une plaque à pâtisserie de papier sulfurisé.

2. Dans une casserole moyenne, ajouter les mûres, le zeste de citron, le jus de citron et l'érythritol. Cuire jusqu'à ce que les mûres se cassent et que la sauce épaississe, 5 minutes. Éteignez le feu.

3. Disposer les paillettes sur la plaque à pâtisserie et déposer deux tranches de fromage Brie sur chacune. Garnir du mélange de mûres et transférer la plaque à pâtisserie au four.

4. Cuire au four jusqu'à ce que le fromage fonde, de 2 à 3 minutes.

5. Retirer du four, laisser refroidir et servir par la suite.

Nutrition: Calories 576 Lipides 42,22 g Glucides 7,07 g Glucides nets 3,67 g Protéines 42,35 g

Gâteau de paille de céréales

Temps de préparation: 5 minutes
Temps de cuisson: 8 minutes Portions:
2

Ingrédients:

- 1 œuf

- 2 cuillères à soupe de farine d'amande

- 1/2 cuillère à café de farine de noix de coco

- 1 cuillère à soupe de beurre fondu

- 1 cuillère à soupe de fromage à la crème

- 1 cuillère à soupe de céréales nature, écrasées
    - 1/4 c. à thé d'extrait de vanille

    - 1/4 c. à thé de levure chimique

    - 1 cuillère à soupe d'édulcorant

    - 1/8 c. à thé de gomme de xanthane

Itinéraire:

1. Branchez votre gaufrier pour préchauffer.

2. Ajouter tous les ingrédients dans un grand bol.

3. Mélanger jusqu'à ce qu'ils soient bien mélangés.

4. Laisser reposer la pâte pendant 2 minutes avant la cuisson.

5. Verser la moitié du mélange dans la gaufrier.

6. Sceller et cuire pendant 4 minutes.

7. Faites l'ivraie suivante en utilisant les mêmes étapes.

nutrition:

Calories154

Lipides totaux 21,2 g Gras saturés 10 g Cholestérol 113,3 mg sodium 96,9 mg potassium 453 mg Glucides totaux 5,9 g Fibres alimentaires 1,7 g Protéines 4,6 g Sucres totaux 2,7 g

Sandwich au jambon, fromage et tomate chaffle

Temps de préparation: 5 minutes
Temps de cuisson: 10 minutes Portions:
2

Ingrédients:

- 1 cuillère à café d'huile d'olive

- 2 tranches de jambon

- 4 paillettes de base

- 1 cuillère à soupe de mayonnaise

- 2 tranches de fromage Provolone

- 1 tomate, tranchée

Itinéraire:

1. Ajouter l'huile d'olive dans une poêle à feu moyen.
2. Cuire le jambon 1 minute de chaque côté.
3. Étendre les paillettes avec la mayonnaise.
4. Garnir de jambon, de fromage et de tomates.
5. Garnir d'une autre paille pour faire un sandwich.

Nutrition:

Calories 198

Lipides totaux 14,7 g Graisses saturées 6,3 g Cholestérol 37mg Sodium 664mg Glucides totaux 4,6 g Fibres alimentaires 0,7 g Sucres totaux 1,5 g Protéines 12,2 g Potassium 193mg

Ranch Chaffle Ranch Chaffle Ranch Chaffle Ranch Cha

Temps de préparation: 5 minutes Temps de cuisson: 8 minutes Portions: 2

Ingrédients:

- 1 œuf

- 1/4 tasse de cubes de poulet, cuits

- 1 tranche de bacon, cuite et hachée

- 1/4 tasse de fromage cheddar, râpé

- 1 cuillère à café de poudre de vinaigrette ranch

Itinéraire:

1. Préchauffez votre gaufrier.
2. Dans un bol, mélanger tous les ingrédients.

3. Ajouter la moitié du mélange à votre gaufrier.

4. Couvrir et cuire pendant 4 minutes.

5. Faire la deuxième paille en utilisant les mêmes étapes.

Nutrition: Calories 200 Lipides totaux 14 g Gras saturés 6 g Cholestérol 129 mg Sodium 463 mg Potassium 130 mg Glucides totaux 2 g Fibres alimentaires 1 g Protéines 16 g Sucres totaux 1 g

Chaffled Brownie Sundae

Temps de préparation: 12 minutes Temps de cuisson: 30 minutes Portions: 4

Ingrédients:

Pour les paillettes:

- ☐ 2 oeufs, battus

- ☐ 1 c. à soupe de cacao en poudre non sucré

- ☐ 1 c. à soupe d'érythritol

- ☐ 1 tasse de fromage mozzarella **finement râpé**

Pour la garniture :

- ☐ 3 c. à soupe de chocolat non sucré, Haché

- ☐ 3 c. à soupe de beurre non salé

- ☐ 1/2 tasse de sucre d'embardée

- ☐ Crème glacée à faible teneur en glucides pour la garniture

- ☐ 1 tasse de crème fouettée pour la garniture

☐ 3 c. à soupe de sauce caramel sans
   sucre

Itinéraire:

Pour les paillettes:

1. Préchauffer le fer à gaufres.

2. Pendant ce temps, dans un bol moyen,
   mélanger tous les ingrédients pour les
   paillettes.

3. Ouvrir le fer, verser un quart du
   mélange, couvrir et cuire jusqu'à
   consistance croustillante, 7 minutes.

4. Retirer l'ivraie sur une assiette et en
   faire 3 de plus avec le reste de la pâte.

5. Assietter et réserver.

Pour la garniture :

Pendant ce temps, faire fondre le chocolat et le
beurre dans une casserole moyenne avec

   en remuant occasionnellement, 2 minutes.

   Aux portions :

   1. Diviser les paillettes en quartiers et garnir
      de crème glacée, de crème fouettée et faire
      tourbillonner la sauce au chocolat et la sauce
      caramel sur le dessus.

2. Servir immédiatement.

Nutrition: Calories 165 Lipides 11,39 g Glucides 3,81 g
Glucides nets 2,91 g Protéines 12,79 g

Chaffle au fromage à la crème

Temps de préparation: 5 minutes Temps de cuisson: 8 minutes Portions: 2

Ingrédients:

- ☐ 1 œuf, battu

- ☐ 1 oz de fromage à la crème

- ☐ 1/2 cuillère à café de vanille

- ☐ 4 cuillères à café d'édulcorant

- ☐ 1/4 c. à thé de levure chimique

- ☐ Fromage à la crème

Itinéraire:

1. Préchauffez votre gaufrier.

2. Ajouter tous les ingrédients dans un bol.

3. Bien mélanger.

4. Verser la moitié de la pâte dans la gaufrier.

5. Scellez l'appareil.

6. Cuire pendant 4 minutes.

7. Retirer l'ivraie de la gaufrier.

8. Faites la seconde en utilisant les mêmes étapes.

9. Étendre le reste du fromage à la crème sur le dessus avant de servir.

Nutrition: Calories 169 Lipides totaux 14,3 g Gras saturés 7,6 g cholestérol 195 mg sodium 147 mg potassium 222 mg Glucides totaux 4 g Fibres alimentaires 4g Protéines 7,7 g Sucres totaux 0,7 g

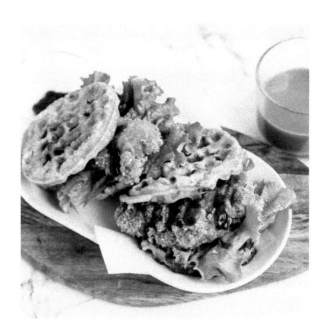

Barbecue Chaffle

Temps de préparation: 5 minutes
Temps de cuisson: 8 minutes
Portions: 2

Ingrédients:

- [ ] 1 œuf, battu

- [ ] 1/2 tasse de fromage cheddar,
  râpé

- [ ] 1/2 cuillère à café de sauce barbecue

- [ ] 1/4 c. à thé de levure chimique

Itinéraire:

1. Branchez votre gaufrier pour préchauffer.

2. Mélanger tous les ingrédients dans un bol.

3. Verser la moitié du mélange à votre gaufrier.

4. Couvrir et cuire pendant 4 minutes.

5. Répétez les mêmes étapes pour le

prochain barbecue chaffle.

Nutrition: Calories 295 Lipides totaux 23 g Gras
saturés 13 g Cholestérol 223
mg Sodium 414 mg Potassium 179 mg Glucides
totaux 2 g Fibres alimentaires 1 g Protéines 20 g
Sucres totaux 1 g

Sandwich crémeux de paille de poulet

Temps de préparation: 5 minutes
Temps de cuisson: 10 minutes Portions: 2

Ingrédients:

- ☐ Vaporisateur de cuisson

- ☐ 1 tasse de filet de poitrine de poulet, coupé en cubes

- ☐ Sel et poivre au goût

- ☐ 1/4 tasse de crème tout usage

- ☐ 4 pailles d'ail
  - ☐ Persil, haché

Itinéraire:

1. Vaporisez votre poêle d'huile.

2. Mettez-le à feu moyen.

3. Ajouter les cubes de filet de poulet.

4. Assaisonner de sel et de poivre.

5. Réduire le feu et ajouter la crème.

6. Étendre le mélange de poulet sur l'ivraie.

7. Garnir de persil et garnir d'une autre paille.

Nutrition: Calories 273 Lipides totaux 38,4 g Gras saturés 4,1 g cholestérol 62 mg sodium 373 mg Glucides totaux 22,5 g Fibres alimentaires 1,1 g Sucres totaux 3,2 g Protéines 17,5 g Potassium 177mg

Burger Chaffle de dinde

Temps de préparation: 10 minutes Temps
de cuisson: 10 minutes Portions: 2

Ingrédients:

- 2 tasses de dinde moulue

- Sel et poivre au goût

- 1 cuillère à soupe d'huile d'olive

- 4 pailles d'ail

- 1 tasse de laitue romaine, hachée

- 1 tomate, tranchée

- mayonnaise

- ketchup

Itinéraire:

1. Mélanger la dinde hachée, le sel et le poivre. Former 2 galettes de burger épaisses.

2. Ajouter l'huile d'olive dans une poêle à feu moyen.

3. Cuire le burger de dinde jusqu'à ce qu'il soit complètement cuit des deux côtés.

4. Étendre mayo sur l'ivraie.

5. Garnir de burger de dinde, de laitue et de tomate.

6. Gicler le ketchup sur le dessus avant de garnir d'une autre paille.

Nutrition: Calories 555 Lipides totaux 21,5 g Gras saturés 3,5 g cholestérol 117 mg sodium 654 mg Glucides totaux 4,1 g Fibres alimentaires 2,5 g Protéines 31,7 g Sucres totaux 1 g

Chaffles asiatiques de chou-fleur

Temps de préparation: 20 minutes Temps de cuisson: 28 minutes Portions: 4

Ingrédients:

Pour les paillettes:

- ☐ 1 tasse de riz chou-fleur, cuit à la vapeur

- ☐ 1 gros œuf, battu

- ☐ Sel et poivre noir fraîchement moulu au goût
- ☐ 1 tasse de parmesan finement râpé

- ☐ 1 c. à thé de graines de sésame

- ☐ 1/4 tasse d'oignons frais hachés

Pour la sauce à trempette :

- ☐ 3 c. à soupe d'aminés de noix de coco

- ☐ 1 1/2 c. à soupe de vinaigre nature

- ☐ 1 c. à thé de purée de gingembre frais

- ☐ 1 c. à thé de pâte d'ail frais

- ☐ 3 c. à soupe d'huile de sésame

☐ 1 c. à thé de sauce de poisson

☐ 1 c. à thé de flocons de piment rouge

Itinéraire:

1. Préchauffer le fer à gaufres.

2. Dans un bol moyen, mélanger le riz au chou-fleur, l'œuf, le sel, le poivre noir et le parmesan.

3. Ouvrir le fer et ajouter un quart du mélange. Fermer et cuire jusqu'à ce qu'ils soient croustillants, 7 minutes.

4. Transférer l'ivraie dans une assiette et faire 3 gouffres de plus de la même manière.

5. Pendant ce temps, faire la sauce à trempette.

6. Dans un bol moyen, mélanger tous les ingrédients de la sauce à trempette.

7. Assiettez les paillettes,garnissez de graines de sésame et d'échalotes et servez avec la sauce à trempette.

Nutrition: Calories 231 Lipides 18,88 g Glucides 6,32 g Glucides nets 5,42 g Protéines 9,66 g

Chaffles hot-dog

Temps de préparation: 15 minutes Temps de cuisson: 14 minutes Portions: 2

Ingrédients:

- 1 œuf, battu

- 1 tasse de cheddar finement râpé

- 2 saucisses hot-dog, cuites

- Vinaigrette à la moutarde pour la garniture

- 8 tranches de cornichon

Itinéraire:

1. Préchauffer le fer à gaufres.

2. Dans un bol moyen, mélanger l'œuf et le cheddar.

3. Ouvrir le fer et ajouter la moitié du mélange. Fermer et cuire jusqu'à ce qu'ils soient croustillants, 7 minutes.

4. Transférer l'ivraie dans une assiette et faire une deuxième paille de la même manière.

5. Pour servir, garnir chaque paille d'une

saucisse, faire tourbillonner la vinaigrette à la moutarde sur le dessus, puis répartir les tranches de cornichon sur le dessus.

6. jouir!

Nutrition: Calories 231 Lipides 18,29 g Glucides 2,8 g Glucides nets 2,6 g Protéines 13,39 g

Bruschetta Chaffle

Temps de préparation: 5 minutes Temps de cuisson: 5 minutes Portions: 2

Ingrédients:

- 2 paillettes de base

- 2 cuillères à soupe de sauce marinara sans sucre

- 2 cuillères à soupe de mozzarella, râpée

- 1 cuillère à soupe d'olives, tranchées

- 1 tomate tranchée

- 1 cuillère à soupe de sauce pesto amicale keto

- Feuilles de basilic

Itinéraire:

1. Étendre la sauce marinara sur chaque paille.

2. Verser le pesto et étendre sur la sauce marinara.

3. Garnir de tomate, d'olives et de mozzarella.

4. Cuire au four pendant 3 minutes ou jusqu'à ce que le fromage ait fondu.

5. Garnir de basilic.

6. Servir et profiter.

Nutrition: Calories 182 Lipides totaux 11g Gras saturés 6,1 g Cholestérol 30mg Sodium 508mg Potassium 1mg Glucides totaux 3,1 g Fibres alimentaires 1,1 g Protéines 16,8 g Sucres totaux 1 g

Chaffle de bœuf salé

Temps de préparation: 10 minutes
Temps de cuisson: 15 minutes
Portions: 2

Ingrédients:

- ☐ 1 cuillère à café d'huile d'olive
- ☐ 2 tasses de bœuf haché
- ☐ Sel d'ail au goût
- ☐ 1 poivron rouge, coupé en lanières
- ☐ 1 poivron vert, coupé en lanières
- ☐ 1 oignon, haché finement
- ☐ 1 feuille de laurier
- ☐ 2 pailles d'ail
- ☐ Beurre

Itinéraire:

1. Mettez votre poêle à feu moyen.

2. Ajouter l'huile d'olive et cuire le bœuf haché jusqu'à ce qu'il soit doré.

3. Assaisonner de sel d'ail et ajouter la feuille de laurier.

4. Égoutter la graisse, transférer dans une assiette et réserver.

5. Jeter la feuille de laurier.

6. Dans la même poêle, cuire l'oignon et les poivrons pendant 2 minutes.

7. Remettre le bœuf dans la poêle.

8. Chauffer pendant 1 minute.

9. Étendre le beurre sur l'ivraie.

10. 1Add le boeuf haché et légumes.

11. 1Roll ou plier l'ivraie.

Nutrition: Calories 220 Lipides totaux 17,8 g Gras saturés 8 g cholestérol 76 mg sodium 60 mg Glucides totaux 3 g Fibres alimentaires 2 g Sucres totaux 5,4 g Protéines 27,1 g Potassium 537mg

Goyip Hash Brown Chaffles

Temps de préparation: 10 minutes Temps de cuisson: 42 minutes Portions: 6

Ingrédients:

- ☐ 1 gros navet, pelé et déchiqueté

- ☐ 1/2 oignon blanc moyen, haché finement

- ☐ 2 gousses d'ail, pressées

- ☐ 1 tasse de fromage Gouda finement râpé
- ☐ 2 oeufs, battus

- ☐ Sel et poivre noir fraîchement moulu au goût

Itinéraire:

1. Verser les navets dans un bol à micro-ondes moyen-sécuritaire, saupoudrer de 1 c. à soupe d'eau et cuire à la vapeur au micro-ondes jusqu'à ce qu'ils soient ramollis, de 1 à 2 minutes.

2. Retirer le bol et incorporer le reste des ingrédients, sauf un quart de tasse de fromage Gouda.

3. Préchauffer le fer à gaufres.

4. Une fois chauffé, ouvrir et saupoudrer une partie du fromage réservé dans le fer et garnir de 3 cuillères à soupe du mélange. Fermer le fer à gaufres et cuire jusqu'à consistance croustillante, 5 minutes.

5. Ouvrir le couvercle, retourner l'ivraie et cuire encore 2 minutes.

6. Retirer l'ivraie sur une assiette et réserver.

7. **Faire cinq gouffres de plus** avec le reste de la pâte dans la **même proportion.**

   8. **Laisser refroidir et servir par la suite.**

Nutrition: Calories 230; Graisses 15.85g; Glucides 5,01 g; Glucides nets 3,51 g; Protéines 16.57g

Chaffle d'érable

Temps de préparation: 15 minutes Portions: 2

Ingrédients:

- ☐ 1 œuf, légèrement battu

- ☐ 2 blancs d'œufs

- ☐ 1/2 c. à thé d'extrait d'érable

- ☐ 2 c. à thé de Swerve

- ☐ 1/2 c. à thé de poudre à pâte, sans gluten

- ☐ 2 c. à soupe de lait d'amande

- ☐ 2 c. à soupe de farine de noix de coco

Itinéraire:

1. Préchauffez votre gaufrier.

2. Dans un bol, fouetter les blancs d'œufs jusqu'à formation de pics raides.

3. Incorporer l'extrait d'érable, la swerve, la poudre à pâte, le lait d'amande, la farine de noix de coco et l'œuf.

4. Vaporiser la gaufrier d'un vaporisateur de cuisson.

5. Verser la moitié de la pâte dans la gaufrier chaude et cuire de 3 à 5 minutes ou jusqu'à ce qu'elle soit dorée. Répéter l'année avec le reste de la pâte.

6. Servir et profiter.

Nutrition: Calories 122 Lipides 6,6 g Glucides 9 g Sucre 1 g Protéines 7.7 g Cholestérol 82 mg

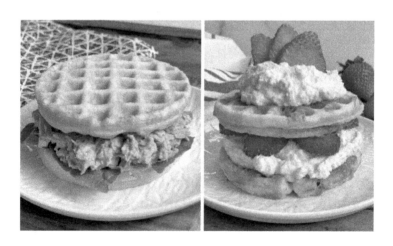

Keto Chocolat Fudge Chaffle

Temps de préparation: 10 minutes Temps de cuisson: 14 minutes Portions: 2

Ingrédients:

- 1 œuf, battu

- 1/4 tasse de gruyère finement râpé

- 2 c. à soupe de cacao en poudre non sucrée

- 1/4 c. à thé de poudre à pâte
- 1/4 c. à thé d'extrait de vanille

- 2 c. à soupe d'érythritol

- 1 c. à thé de farine d'amande

- 1 c. à thé de crème à fouetter lourde

- Une pincée de sel

Itinéraire:

1. Préchauffer le fer à gaufres.

2. Ajouter tous les ingrédients dans un bol moyen et bien mélanger.

3. Ouvrir le fer et ajouter la moitié du mélange. Fermer et cuire jusqu'à ce qu'ils soient dorés et croustillants, 7 minutes.

4. Retirer l'ivraie sur une assiette et en faire une autre avec le reste de la pâte.

5. Couper chaque paille en quartiers et servir après.

Nutrition: Calories 173 Graisses 13.08g Glucides 3.98g Glucides Nets 2.28g Protéines 12.27g

Chaffles salés de gruyère et de ciboulette

Temps de préparation: 15 minutes Temps de cuisson: 14 minutes Portions: 2

Ingrédients:

- 2 oeufs, battus

- 1 tasse de gruyère finement râpé

- 2 c. à soupe de cheddar finement râpé

- 1/8 c. à thé de poivre noir fraîchement moulu

- 3 c. à soupe de ciboulette fraîche hachée + plus pour la garniture

- 2 oeufs frits au soleil pour la garniture

Itinéraire:

1. Préchauffer le fer à gaufres.

2. Dans un bol moyen, mélanger les œufs, les fromages, le poivre noir et la ciboulette.

3. Ouvrir le fer et verser la moitié du

mélange.

4. Fermer le fer et cuire jusqu'à ce qu'il soit brun et croustillant, 7 minutes.

5. Retirer l'ivraie sur une assiette et réserver.

6. Faire une autre paille à l'aide du reste du mélange.

7. Garnir chaque paille d'un œuf au plat chacun, garnir de ciboulette et servir.

Nutrition: Calories 712 Lipides 41,32 g Glucides 3,88 g Glucides nets 3,78 g Protéines 23.75g

Morsures de chaffle de fromage bleu

Temps de préparation: 10 minutes Temps de cuisson: 14 minutes Portions: 2

Ingrédients:

- 1 œuf, battu

- 1/2 tasse de parmesan finement râpé

- 1/4 tasse de fromage bleu émietté

- 1 c. à thé d'érythritol

Itinéraire:

1. Préchauffer le fer à gaufres.

2. Mélanger tous les ingrédients dans un bol.

3. Ouvrir le fer et ajouter la moitié du mélange. Fermer et cuire jusqu'à ce qu'ils soient croustillants, 7 minutes.

4. Retirer l'ivraie sur une assiette et en faire une autre avec le reste du mélange.

5. Couper chaque paille en quartiers et servir par la suite.

Nutrition: Calories 196 Graisses 13.91g Glucides 4.03g Glucides Nets 4.03g Protéines 13.48g

Petit déjeuner Épinards Ricotta Chaffles

Temps de préparation: 10 minutes Temps de cuisson: 28 minutes Portions: 4

Ingrédients:

- 4 oz d'épinards congelés, décongelés, pressés à sec

- 1 tasse de fromage ricotta

- 2 oeufs, battus

- 1/2 c. à thé de poudre d'ail
- 1/4 tasse de fromage Pecorino Romano finement râpé

- 1/2 tasse de fromage mozzarella finement râpé

- Sel et poivre noir fraîchement moulu au goût

Itinéraire:

1. Préchauffer le fer à gaufres.

2. Dans un bol moyen, mélanger tous les ingrédients.

3. Ouvrir le fer, graisser légèrement avec un vaporisateur de cuisson et verser dans un quart du mélange.

4. Fermer le fer et cuire jusqu'à ce qu'il soit brun et croustillant, 7 minutes.

5. Retirer l'ivraie   sur une assiette et réserver.

6. Faire trois gouffres de plus avec le reste du mélange.

7. Laisser refroidir et servir par la suite.

Nutrition: Calories 188 Lipides 13,15 g Glucides 5,06 g Glucides nets 4,06 g Protéines 12,79 g

Chaffles farcis aux oeufs brouillés

Temps de préparation: 15 minutes Temps de cuisson: 28 minutes Portions: 4

Ingrédients:

Pour les paillettes:

- 1 tasse de cheddar finement râpé

    - 2 oeufs, battus

    Pour la farce aux œufs :

- 1 c. à soupe d'huile d'olive

- 4 gros oeufs

- 1 petit poivron vert, épé cadavre et haché

- 1 petit poivron rouge, épé cadavre et haché

- Sel et poivre noir fraîchement moulu au goût

    - 2 c. à soupe de parmesan râpé

Itinéraire:

Pour les paillettes:

1. Préchauffer le fer à gaufres.

2. Dans un bol moyen, mélanger le cheddar et l'œuf.

3. Ouvrir le fer, verser un quart du mélange, fermer et cuire jusqu'à consistance croustillante, de 6 à 7 minutes.

4. Plaquer et faire trois gouffres de plus à l'aide du reste du mélange.

Pour la farce aux œufs :

1. Pendant ce temps, chauffer l'huile d'olive dans une poêle moyenne à feu moyen sur une cuisinière.

2. Dans un bol moyen, battre les œufs avec les poivrons, le sel, le poivre noir et le parmesan.

3. Verser le mélange dans la poêle et brouiller jusqu'à ce qu'il soit réglé à votre niveau, 2 minutes.

4. Entre deux paillettes, cuillèremoitié des oeufs brouillés et répéter avec la deuxième série de paillettes.

5. Servir après.

Nutrition: Calories 387 Lipides 22,52 g
Glucides 18,12 g Glucides nets 17,52 g
Protéines 27,76 g

Pailles de citron et de Paprika

Temps de préparation: 10 minutes Temps de cuisson: 28 minutes Portions: 4

Ingrédients:

- 1 œuf, battu

- 1 oz de fromage à la crème, ramolli

- 1/3 tasse de fromage mozzarella finement râpé

- 1 c. à soupe de farine d'amande

- 1 c. à thé de beurre fondu

- 1 c. à thé de sirop d'érable (sans sucre)

- 1/2 c. à thé de paprika sucré

- 1/2 c. à thé d'extrait de citron

Itinéraire:

1. Préchauffer le fer à gaufres.

2. Mélanger tous les ingrédients dans un bol
   moyen

3. Ouvrir le fer et verser un quart du mélange.
   Fermer et cuire jusqu'à ce qu'ils soient
   croustillants, 7 minutes.

4. Retirer l'ivraie sur une assiette et en faire 3
   de plus avec le reste du mélange.

5. Couper chaque paille en quartiers, assietter,
   laisser refroidir et servir.

Nutrition: Calories 48 Lipides 4,22 g Glucides
0,6 g Glucides nets 0,5 g Protéines 2g

Pailles à la sauce vanille

Portion : 6-8 pailles (6-1/2 pouces).

Temps de préparation: 15 minutes Temps
de cuisson: 30 minutes

ingrédients

- 1-2/3 tasse de farine tout usage

- 4 cuillères à café de poudre à pâte

- 1/2 c. à thé de sel

- 2 oeufs, séparés

- 3-2/3 tasses de lait, divisé

- 6 cuillères à soupe d'huile de canola

- 1/2 tasse de sucre

- 1 cuillère à café d'extrait de vanille

- 1/2 tasse de fromage mozzarella, râpé

- Fraises fraîches

direction

1. Dans un bol, mélanger la farine, la poudre à pâte et le sel. Dans un autre bol, battre légèrement les jaunes d'œufs. Ajouter 1-2/3 tasse de lait et d'huile; remuer dans le sec

   ingrédients jusqu'à ce qu'ils soient humidifiés. Réserver 1/4 tasse de pâte dans un petit bol. Battre les blancs d'œufs jusqu'à formation de pics raides; plier dans le reste de la pâte. Ajouter le fromage mozzarella et bien mélanger.

2. Cuire au four dans un gaufrier préchauffé selon les directives du fabricant jusqu'à ce qu'il soit doré. Dans une casserole, chauffer le sucre et le reste du lait jusqu'à ce qu'ils soient ébouillantés. Incorporer une petite quantité à la pâte réservée; retourner tous à la casserole. Porter à ébullition; faire bouillir de 5 à 7 minutes ou jusqu'à épaississement. Retirer du feu; ajouter la vanille et bien mélanger (la sauce épaissit à l'eau debout). Servir sur des paillettes. Garnir de baies.

Nutrition: Calories: 429 calories Lipides totaux: 21g Cholestérol: 91mg Sodium: 558mg Glucides totaux: 50g Protéines: 11g Fibres: 1g

Chaffle de potiron de pacane

Temps de préparation: 15 minutes
Portions: 2

Ingrédients:

- 1 œuf

- 2 c. à soupe de pacanes, grillées et hachées

- 2 c. à soupe de farine d'amande

- 1 c. à thé d'érythritol

- 1/4 c. à thé d'épices à tarte à la citrouille

- 1 c. à soupe de purée de citrouille

- 1/2 tasse de fromage mozzarella râpé

Itinéraire:

1. Préchauffez votre gaufrier.

2. Battre l'œuf dans un petit bol.

3. Ajouter le reste des ingrédients et bien mélanger.

4. Vaporiser la gaufrier d'un vaporisateur de cuisson.

5. Verser la moitié de la pâte dans la gaufrier chaude et cuire pendant 5 minutes ou jusqu'à ce qu'elle soit dorée. Répéter l'année avec le reste de la pâte.

6. Servir et profiter.

Nutrition: Calories 121 Lipides 9,7 g
Glucides 5,7 g Sucre 3,3 g
Protéines 6,7 g Cholestérol 86 mg

Baies mélangées - Pailles à la vanille

Temps de préparation: 10 minutes Temps de cuisson: 28 minutes Portions: 4

Ingrédients:

- 1 œuf, battu

- 1/2 tasse de fromage mozzarella finement râpé

- 1 c. à soupe de fromage à la crème, ramolli

- 1 c. à soupe de sirop d'érable sans sucre

- 2 fraises, tranchées
- 2 framboises, tranches

- 1/4 c. à thé d'extrait de mûre

- 1/4 c. à thé d'extrait de vanille

- 1/2 tasse de yogourt nature pour servir

Itinéraire:

1. Préchauffer le fer à gaufres.

2. Dans un bol moyen, mélanger tous les ingrédients sauf le yogourt.

3. Ouvrir le fer, graisser légèrement avec un vaporisateur de cuisson et verser un quart du mélange.

4. Fermer le fer et cuire jusqu'à ce qu'il soit doré et croustillant, 7 minutes.

5. Retirer l'ivraie sur une assiette et réserver.

6. Faire trois gouffres de plus avec le reste du mélange.

7. Pour servir : garnir de yogourt et déguster.

Nutrition: Calories 78 Lipides 5,29 g Glucides 3,02 g Glucides nets 2,72 g Protéines 4,32 g

Cupcakes au sucre à la cannelle

- 1,5 tasse de farine d'amande
- 1,5 c. à thé de poudre à pâte
- 1/4 c. à thé de sel
- 1/2 c. à thé de cannelle
- 1/2 tasse d'érythritol
- 1/3 tasse de lait
- 2 gros oeufs entiers
- 1 bâton Beurre, ramolli
- 2 c. à thé de zeste de citron

Temps de préparation: 10 minutes

Temps de cuisson: 25 min   Portions:6

Valeurs   nutritionnelles:

- Matières grasses: 29 g.
- Protéines: 8 g.
- Glucides: 7 g.

ingrédients:

Itinéraire:

1. Préchauffer le four à 350F.

2. Fouetter ensemble la farine d'amande, la poudre à pâte, la cannelle et le sel dans un bol.

3. Battre les œufs, le beurre et l'érythritol dans un autre bol. Incorporer graduellement le lait.

4. Incorporer le mélange humide aux ingrédients secs.

5. Enrober un moule à muffins de 6 trous d'un spray antiadhésif.

6. Diviser la pâte dans la poêle et cuire au four pendant 25 minutes.

Cupcakes Coco-Blueberry

Temps de préparation: 10 minutes

Temps de cuisson: 25 min

Portions:6 Valeurs

nutritionnelles:

- Matières grasses : 30 g.
- Protéines: 6 g.
- Glucides: 7 g.

ingrédients:

- 1 tasse de farine d'amande
- 1/2 tasse de farine de noix de coco
- 1 c. à soupe de farine de lin
- 1 c. à thé de poudre à pâte
- 1/4 c. à thé de sel
- 1/2 tasse d'érythritol
- 1/3 tasse de lait
- 2 gros oeufs entiers
- 1/2 tasse de bleuets congelés
- 1/2 tasse d'huile de coco

<u>Itinéraire:</u>

1. Préchauffer le four à 350F.

2. Fouetter ensemble la farine d'amande, la farine de noix de coco, la poudre à pâte et le sel dans un bol.

3. Battre les œufs, l'huile de coco et l'érythritol dans un autre bol. Incorporer graduellement le lait.

4. Incorporer le mélange humide aux ingrédients secs.

5. Incorporer les bleuets.

6. Enrober un moule à muffins de 6 trous d'un spray antiadhésif.

7. Diviser la pâte dans la poêle et cuire au four pendant 25 minutes.

Cupcakes Choco-Noisette

Temps de préparation : 10 minutes

Temps de cuisson : 25 min

Portions :6 Valeurs nutritionnelles

:

- Matières grasses: 29 g.
- Protéines: 9 g.
- Glucides: 9 g.
- 1,25 tasse de farine d'amande
- 1/4 tasse de poudre de cacao non sucrée
- 1,5 c. à thé de poudre à pâte
- 1/4 c. à thé de sel
- 1/2 tasse d'érythritol
- 1/3 tasse de lait
- 2 gros oeufs entiers
- 1 c. à thé d'extrait de vanille
- 1/3 tasse de beurre de noisettes
- 1/2 tasse de pépites de chocolat sans sucre
- 1/2 tasse de noisettes, hachées

Itinéraire:

1. Préchauffer le four à 350F.

2. Fouetter ensemble la farine d'amande, la poudre de cacao, la poudre à pâte et le sel dans un bol.

3. Battre les œufs, le beurre de noisette, la vanille et l'érythritol dans un autre bol. Incorporer graduellement le lait.

4. Incorporer le mélange humide aux ingrédients secs.

5. Incorporer les pépites de chocolat et les noisettes.

6. Enrober un moule à muffins de 6 trous d'un spray antiadhésif.

7. Diviser la pâte dans la poêle et cuire au four pendant 25 minutes.

Cupcakes au fromage à la crème aux fraises

ingrédients:

- 1 tasse de farine d'amande
- 1 c. à thé de poudre à pâte
- 1/4 c. à thé de sel
- 1/2 tasse d'érythritol
- 1/3 tasse de lait
- 2 gros oeufs entiers
- 1/3 tasse de fromage à la crème, ramolli
- 1 tasse de fraises congelées, coupées en dés

Temps de préparation: 10 minutes Temps de cuisson:

25 min Portions:6

Valeurs nutritionnelles :

- Matières grasses : 14 g.
- Protéines: 7 g.
- Glucides: 9 g.

Itinéraire:

2. Préchauffer le four à 350F.

3. Fouetter ensemble la farine d'amande, la poudre à pâte et le sel dans un bol.

4. Battre les œufs, l'érythritol et le fromage à la crème dans un autre bol. Incorporer graduellement le lait.

5. Incorporer le mélange humide aux ingrédients secs.

6. Incorporer les fraises.

7. Enrober un moule à muffins de 6 trous d'un spray antiadhésif.

8. Diviser la pâte dans la poêle et cuire au four pendant 25 minutes.

Cupcakes Mango-Cayenne

Temps de préparation: 10 minutes Temps de

cuisson: 25 min Portions:6

Valeurs nutritionnelles :

Matières grasses: 25 g.

Protéines: 8 g.

Glucides: 7 g.

ingrédients:

- 1 tasse de farine d'amande
- 1/2 tasse de farine de noix de coco
- 1 c. à soupe de farine de lin
- 1/2 c. à thé de Cayenne
- 1 c. à thé de poudre à pâte
- 1/4 c. à thé de sel
- 1/2 tasse d'érythritol
- 1/3 tasse de lait
- 2 gros oeufs entiers
- 1/2 tasse de gelée de mangue sans sucre
- 1/2 tasse de beurre, ramolli

1. Préchauffer le four à 350F.

2. Fouetter ensemble la farine d'amande, la farine de noix de coco, la poudre à pâte, le farine de lin, le poivre de Cayenne et le sel dans un bol.

3. Battre les œufs, la gelée de mangue, le beurre et l'érythritol dans un autre bol. Incorporer graduellement le lait.

4. Incorporer le mélange humide aux ingrédients secs.

5. Enrober un moule à muffins de 6 trous d'un spray antiadhésif.

6. Diviser la pâte dans la poêle et cuire au four pendant 25 minutes.

Cupcakes à la lime et à la vanille

Temps de préparation: 10

minutes Temps de

cuisson: 25 min

Portions:6

Valeurs nutritionnelles :

- Matières grasses: 29 g.
- Protéines: 8 g.
- Glucides: 7 g.

ingrédients:

- 1,5 tasse de farine d'amande
- 1,5 c. à thé de poudre à pâte
- 1/4 c. à thé de sel
- 1/2 tasse d'érythritol
- 1/3 tasse de lait
- 2 gros oeufs entiers
- 1 c. à thé d'extrait de vanille
- 1 bâton Beurre, ramolli
- 2 c. à thé de zeste de lime

<u>Itinéraire:</u>

1. Préchauffer le four à 350F.

   2. Fouetter ensemble la farine d'amande, la poudre à pâte et le sel dans un bol.

   3. Battre les œufs, le beurre et l'érythritol et la vanille dans un autre bol. Incorporer graduellement le lait.

   4. Incorporer le mélange humide aux ingrédients secs.

   5. Incorporer le zeste de lime.

   6. Enrober un moule à muffins de 6 trous d'un spray antiadhésif.

   7. Diviser la pâte dans la poêle et cuire au four pendant 25 minutes.

Cupcakes au chocolat

ingrédients:

- 1,25 tasse de farine d'amande1/4 tasse de poudre de cacao non sucrée
- 1,5 c. à thé de poudre à pâte
- 1/4 c. à thé de sel
- 1/2 tasse d'érythritol
- 1/3 tasse de lait
- 2 gros oeufs entiers
- 1 c. à thé d'extrait de vanille
- 1/2 tasse de beurre
- 1/2 tasse de pépites de chocolat sans sucre
- 2 c. à soupe de graines de chia
-

Itinéraire:

1. Préchauffer le four à 350F.

2. Fouetter ensemble la farine d'amande, la poudre de cacao, la poudre à pâte et le sel dans un bol.

3. Battre les œufs, le beurre, la vanille et l'érythritol dans un autre bol. Incorporer graduellement le lait.

4. Incorporer le mélange humide aux ingrédients secs.

5. Incorporer les pépites de chocolat et les graines de chia.

6. Enrober un moule à muffins de 6 trous d'un spray antiadhésif.

7. Diviser la pâte dans la poêle et cuire au four pendant

25 minutes.

Temps de préparation: 10 minutes

Temps de cuisson: 25 min   Portions:6

Valeurs _ nutritionnelles:

- Matières grasses: 23 g.
- Protéines: 8 g.
- Glucides: 8 g.

Pain au fromage Keto

□

<u>ingrédients:</u>

- 1 tasse de farine d'amande
- 1 c. à thé de poudre à pâte
- 1/4 c. à thé de sel
- 1/3 tasse de lait
- 2 gros oeufs entiers
- 1/3 tasse de fromage à la crème, ramolli
- 1/2 tasse de parmesan râpé

Temps de préparation: 10

minutes Temps de cuisson:

25 min Portions:6

<u>Valeurs nutritionnelles :</u>

- Matières grasses : 16 g.
- Protéines: 9 g.
- Glucides: 6 g.

<u>Itinéraire:</u>

1. Préchauffer le four à 350F.

2. Fouetter ensemble la farine d'amande, la poudre à pâte et le sel dans un bol.

3. Battre les œufs et le fromage à la crème dans un autre bol. Incorporer graduellement le lait.

4. Incorporer le mélange humide aux ingrédients secs.

5. Incorporer le parmesan râpé.

6. Enrober un moule à muffins de 6 trous d'un spray antiadhésif.

7. Diviser la pâte dans la poêle et cuire au four pendant 25 minutes.

Cupcakes cheddar et épinards

Temps de préparation: 10 minutes Temps de cuisson: 25 min Portions:6

Valeurs nutritionnelles :

Matières grasses : 17 g.
Protéines: 9 g.
Glucides: 5 g.

ingrédients:

- 1 tasse de farine d'amande
- 1 c. à thé de poudre à pâte
- 1/4 c. à thé de sel
- 1/2 tasse d'érythritol
- 1/3 tasse de lait
- 2 gros oeufs entiers
- 1/3 tasse de fromage à la crème, ramolli
- 1/2 tasse de Cheddar, râpé
- 1/3 tasse d'épinards congelés, décongelés et hachés

<u>Itinéraire:</u>

1. Préchauffer le four à 350F.

2. Fouetter ensemble la farine d'amande, la poudre à pâte et le sel dans un bol.

3. Battre les œufs, le fromage à la crème et l'érythritol dans un autre bol. Incorporer graduellement le lait.

4. Incorporer le mélange humide aux ingrédients secs.

5. Incorporer le cheddar et les épinards.

6. Enrober un moule à muffins de 6 trous d'un spray antiadhésif.

Diviser la pâte dans la poêle et cuire au four pendant 25 minutes.

Keto Mug Pain

Temps de

préparation: 2 min

Temps de cuisson: 2

min Portions:1

Valeurs nutritionnelles :

- Matières grasses: 37 g.
- Protéines: 15 g.
- Glucides: 8 g.

ingrédients:

- 1/3 tasse de farine d'amande
- 1/2 c. à thé de poudre à pâte
  - 1/4 c. à thé de sel
  - 1 Oeuf entier
  - 1 c. à soupe de beurre fondu

Itinéraire:

1. Mélanger tous les ingrédients dans une tasse allant au micro-ondes.

2. Cuire au micro-ondes pendant 90 secondes.

3. Laisser refroidir pendant 2 minutes.

Keto Ciabatta

- 1 tasse de farine d'amande

Temps de préparation: 1 heure

Temps de cuisson: 30 minutes   Portions:8

Valeurs _ nutritionnelles:

- Matières grasses : 11 g.
- Protéines: 3 g.
- Glucides: 4 g.
- 1/4 tasse de poudre de cosse de Psyllium
- 1/2 c. à thé de sel
- 1 c. à thé de poudre à pâte
- 3 c. à soupe d'huile d'olive
- 1 c. à thé de sirop d'érable
- 1 c. à soupe de levure sèche active
- 1 tasse d'eau chaude
- 1 c. à soupe de romarin haché

1.   Dans un bol, mélanger l'eau chaude, le sirop d'érable et la levure. Laisser partir pendant 10 minutes.

2.   Dans un autre bol, fouetter ensemble la farine d'amande, la poudre d'enveloppe de psyllium, le sel, le romarin haché et la poudre à pâte.

3.   Incorporer le mélange d'huile d'olive et de levure dans les ingrédients secs jusqu'à formation d'une pâte lisse.

4.   Pétrir la pâte jusqu'à consistance lisse.

5.   Diviser la pâte en 2 et former des petits pains.

6.   Mettre les deux pains sur une plaque à pâtisserie tapissée de parchemin. Laisser lever pendant une heure.

7.   Cuire au four pendant 30 minutes à 380F.

1.

Muffins au chocolat

Portion : 10 muffins

Portion: 10 muffins Valeurs nutritionnelles:

Calories: 168,8,

Lipides totaux : 13,2 g, gras saturés : 1,9 g, glucides : 19,6 g,

Sucres: 0.7 g,

Protéines: 6.1 g

- ingrédients:
- 2 c. à thé de crème de tartre
- 1/2 tasse d'érythritol
- 1 c. à thé de cannelle
- Huile de coco, pour le graissage

Ingrédients humides:

- 2 oz d'avocats moyens, pelés et épé cadavres
- 4 Oeufs
- 15-20 gouttes de gouttes Stevia Drops

- 2 c. à soupe de lait de coco

<u>Ingrédients secs:</u>

- 1 tasse de farine d'amande

- 1/3 tasse de farine de noix de coco

- 1/2 tasse de cacao en poudre

- 1 c. à thé de bicarbonate de soude

<u>Itinéraire:</u>

1. Préchauffer votre four à 350F / 175C. Graisser les moules à muffins avec de l'huile de coco et tapisser votre moule à muffins.
2. Ajouter les avocats à votre robot culinaire et pulser jusqu'à consistance lisse. Ajouter les ingrédients humides, pulser pour mélanger jusqu'à ce qu'ils soient bien incorporés.
3. Mélanger les ingrédients secs et ajouter au processus alimentaire et pulser pour combiner et verser la pâte dans votre moule à muffins.
4. Cuire au four préchauffé pendant environ 20-25 minutes.
5. Une fois croustillant et cuit au four, retirer du four et laisser refroidir avant de servir.

Craquelins avec graines de lin

- 2 c. à soupe de graines de lin
- 1/3 tasse de lait
- 2 c. à soupe d'huile de coco
- 1 tasse de farine de noix de coco
- 1/2 c. à thé de poudre à pâte
- 1 c. à thé d'érythritol

Temps de préparation: 20 minutes

Valeurs nutritionnelles :

- Temps de cuisson: 20 minutes
- Portions: 10
- Calories 104
- Glucides totaux 10,8 g
- Protéines 3 g
- Graisse totale 5,9 g

<u>Itinéraire:</u>

1. Mélanger la farine avec la poudre à pâte, l'érythritol et les graines de lin.

2. Ajouter graduellement le lait et l'huile et pétrir la pâte.

3. Envelopper la pâte dans une pellicule plastique et la mettre au réfrigérateur pendant 15 minutes.

4. Diviser la pâte en 2 parties et la rouler à l'aide d'un rouleau à pâtisserie d'environ 0,1 pouce d'épaisseur.

5. Découpez des triangles.

6. Tapisser une plaque à pâtisserie de papier sulfurisé et y placer les craquelins.

7. Cuire au four à 390 °F pendant 20 minutes.

Craquelins de seigle

ingrédients:

- 1 tasse de farine de seigle
- 2/3 tasse de son
- 2 c. à thé de poudre à pâte
- 3 c. à soupe d'huile végétale
- 1 c. à thé d'extrait de malt liquide
- 1 c. à thé de vinaigre de pomme
- 1 tasse d'eau
- Sel au goût

Temps de préparation: 10 minutes

- Temps de cuisson: 15 minutes
- Portions: 10

Valeurs nutritionnelles :

- Calories 80
- Glucides totaux 10,4 g
- Protéines 1,1 g
- Graisse totale 4,3 g

<u>Itinéraire:</u>

1. Mélanger la farine avec le son, la poudre à pâte et le sel.

2. Verser l'huile, le vinaigre et l'extrait de malt. Bien mélanger.

3. Pétrir la pâte, en ajoutant graduellement l'eau.

4. Diviser la pâte en 2 parties et la rouler à l'aide d'un rouleau à pâtisserie d'environ 0,1 pouce d'épaisseur.

5. Découpez (à l'aide d'un couteau ou d'un emporte-pièce) les craquelins de forme carrée ou rectangle.

6. Tapisser une plaque à pâtisserie de papier sulfurisé et y placer les craquelins

7. Cuire au four à 390 °F pendant 12 à 15 minutes.

Brioches au mélangeur Keto

Temps de préparation: 5

minutes Temps de

cuisson: 25 min

Portions:6

Valeurs nutritionnelles :

- Matières grasses: 18 g.
- Protéines: 8 g.
- Glucides: 2 g.

ingrédients:

- 4 Oeufs entiers
- 1/4 tasse de beurre fondu
- 1/2 c. à thé de sel
- 1/2 tasse de farine d'amande
- 1 c. à thé de mélange d'épices italiens

<u>Itinéraire:</u>

1. Préchauffer le four à 425F.

2. Pulser tous les ingrédients dans un mélangeur.

3. Diviser la pâte en moule à muffins de 6 trous.

4. Cuire au four pendant 25 minutes.

CPSIA information can be obtained
at www.ICGtesting.com
Printed in the USA
LVHW051743250621
691051LV00007B/613

9 781802 978025